DE LA CATARACTE CAPSULAIRE

et particulièrement du traitement

DE LA

CATARACTE CAPSULAIRE

SECONDAIRE

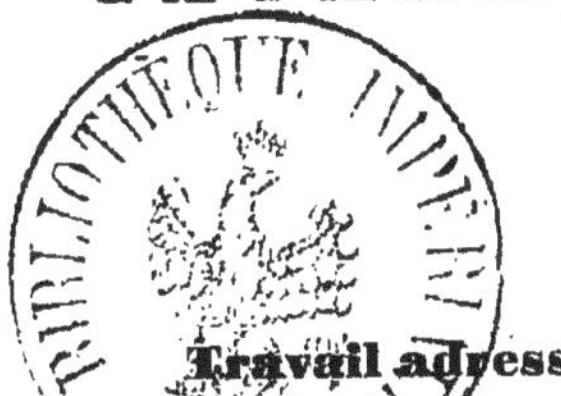

Travail adressé à MM. les Membres de l'Académie
Impériale de Médecine de Paris

Par M. G. MIRAULT

Membre correspondant de cette Société savante,

Chevalier de la Légion-d'Honneur, professeur de clinique externe à l'École
de médecine d'Angers, chirurgien en chef de l'Hôtel-Dieu, membre correspondant de la Société de chirurgie de Paris ; des Sociétés de médecine
de Genève, de Marseille, de Liége, d'Angers, etc., etc.

———◈———

ANGERS

IMPRIMERIE DE COSNIER ET LACHÈSE

——

1861

DE LA CATARACTE CAPSULAIRE

et principalement du traitement

DE LA

CATARACTE CAPSULAIRE

SECONDAIRE.

——————

PREMIÈRE PARTIE.

CONSIDÉRATIONS SUR LA CATARACTE CAPSULAIRE, EN GÉNÉRAL.

Messieurs,

Longtemps méconnue, la cataracte capsulaire était, naguère encore, réputée très-fréquente ; Scarpa, Dupuytren et Sanson avaient inculqué cette croyance dans l'esprit de leurs contemporains et nul ne paraissait en douter, lorsque, en 1843, M. Malgaigne, s'appuyant sur un nombre imposant d'autopsies, protesta et alla jusqu'à nier l'existence de cette variété de l'opacité cristallinienne. Une proposition aussi inattendue devait rencontrer et trouva, en effet, de nombreux contradicteurs. Elle fut qualifiée d'hérésie chirurgicale et la rédaction des Annales d'oculistique crut, sans doute, lui porter un coup funeste quand elle mit la question au concours. Des hommes considérables dans la spécialité, entrèrent dans la lice et

l'on put croire que cette espèce de croisade abouti-
rait à la condamnation de M. Malgaigne. Mais quand
quelques critiques eurent fait le dépouillement des
travaux des concurrents et notamment du Mémoire
lauréat de M. Hoering, on eut lieu d'être surpris que
dans ces œuvres, si remarquables par leur érudition,
il se trouvât à peine quelques faits capables d'infirmer
la doctrine du savant professeur de la Faculté de
Paris. Chose singulière! dans ce débat, chacune des
parties adverses s'était escrimée sur un terrain diffé-
rent. Tandis que M. Malgaigne s'étayait d'autopsies de
cataractes spontanées et séniles, ses antagonistes ne
lui opposaient, pour ainsi dire, que des cas de cataractes congénitales, traumatiques ou consécutives à
des lésions profondes du globe de l'œil. L'avantage
resta donc et devait rester à notre collègue. Cependant
son triomphe ne pouvait être complet. La question de
la cataracte capsulaire primitive avait été, par lui,
remise à l'étude. Bientôt des chirurgiens d'un grand
mérite, MM. Desmarres, Sichel, Adolphe Richard,
Ch. Robin, Broca et Dubarry, apportèrent successive-
ment, pour sa solution, le contingent de leurs re-
cherches et produisirent des observations d'opacité de
la cristalloïde, d'autant plus probantes, que l'autopsie,
aidée du microscope dans la plupart des cas, en dé-
montrait la réalité. Ces faits, en petit nombre encore,
ont reporté l'attention des praticiens sur des exemples
plus ou moins anciens, de cataractes capsulaires dont
on ne pourrait justement récuser l'authenticité, bien
que les auteurs, qui les ont publiés, ne se soient point
entourés des précautions extrêmes que provoque la

contradiction. Telles sont les observations de Janin, de Pellier de Quengsy, de Wenzel et celles que Morand et Lapeyronie, les premiers, communiquèrent à l'Académie des Sciences de Paris. A ces cas, je peux en ajouter d'autres qui me sont propres et qui, pour n'avoir point été observés sur le cadavre, n'en ont pas pour cela moins de certitude. Trois fois, en effet, après avoir reconnu l'existence de cataractes capsulaires, j'ai pu les extraire en même temps que le cristallin, les examiner ensuite avec le plus grand soin et confirmer ainsi le diagnostic que j'en avais porté (1).

De la lutte engagée entre M. Malgaigne et ses contradicteurs, il est sorti un fait considérable : c'est que la cataracte capsulaire primitive est fort rare. Qu'importe après cela que ce chirurgien se soit écarté un peu de la vérité en avançant que cette espèce de la cataracte n'existe pas ? il n'en a pas moins contribué, plus que personne, à dissiper une erreur que partageaient tous les chirurgiens, et ce n'est pas là, seulement, Messieurs, un fait curieux, c'est un service très grand, rendu à la pratique de notre art, car, dans l'opération de la cataracte, l'opacitté primitive de la capsule constitue un état compliqué, dont peut dépendre le choix de la méthode opératoire et le succès du traitement.

La découverte de M. Malgaigne, ainsi qu'on peut l'appeler, a dû, ce me semble, être pressentie dès longtemps, par les chirurgiens qui pratiquaient exclu-

____

(1) Cet examen, dans les deux premiers cas, a été fait sous les yeux des élèves qui suivaient alors mon cours de clinique.

sivement ou principalement l'extraction. Avant qu'il l'eût fait connaître, j'avais, moi-même, émis l'opinion que la cataracte capsulaire primitive devait être bien moins fréquente qu'on le croyait généralement. Quand, disais-je, dans mes cours à l'école de médecine d'Angers, j'opère par abaissement, les choses se passent souvent de manière à me faire croire que j'ai affaire à une cataracte cristallo-capsulaire : la pupille reste obstruée, au moins en partie, par des opacités parcellaires, qui semblent être des débris de la capsule. Au contraire, si j'opère par extraction, la pupille se débarrasse au point d'être presque toujours nette, d'où j'inférais que, dans un grand nombre de cas, l'opacité capsulaire est simulée, à s'y méprendre, par certains états du cristallin. Convenons, cependant, que si ces inductions pouvaient faire soupçonner la vérité, l'autopsie seule était capable de résoudre cette question de diagnostic.

Nous avons vu plus haut, que le nombre des faits anatomiques que l'on a colligés pour prouver l'existence de la cataracte capsulaire primitive est encore très-restreint. C'est bien autre chose en ce qui regarde la cataracte capsulaire secondaire. Ici les preuves autopsiques font presque complètement défaut. Nos auteurs les plus recommandables se taisent à cet égard et, pour mon compte, je ne connais que deux faits qui la démontrent : ce sont ceux qui appartiennent à Hoin, de Dijon, et à Bénomont, et qui sont consignés dans les mémoires de l'académie de chirurgie (1).

(1) Tome II, in-4°, pages 425 et 580.

Malgré cette pénurie, personne ne révoque en doute la cataracte capsulaire secondaire, tant d'ordinaire il est facile de la reconnaître sur l'homme vivant. Si des dissidences se sont élevées à son sujet, elles n'ont porté que sur son siège et sur sa nature. Suivant les uns, cette cataracte résulterait de l'opacité de la capsule elle-même, qui s'infiltrerait d'une substance fibro-albumineuse ; suivant d'autres, elle serait due à une fausse membrane appliquée seulement à la surface de la cristalloïde dont les propriétés physiques n'auraient subi aucune atteinte. Quant à sa nature, tous nos auteurs la considèrent comme étant essentiellement inflammatoire. Cette opinion est aussi la mienne et j'avoue qu'en la partageant, je ne me sens point ébranlé par le sentiment de M. Broca qui, dans un travail très remarquable (1), soutient qu'une membrane, telle que la capsule du cristallin, dans laquelle les injections les plus pénétrantes n'ont point démontré l'existence de vaisseaux, ne peut s'enflammer. Quelle que soit en pareille matière, la compétence du savant chirurgien qui a émis cette proposition, je la crois plus que contestable. Poser en fait que la vascularité apparente d'un tissu est une condition *sine qua non* de son aptitude à s'enflammer est, ce me semble, une hypothèse gratuite et que réfute l'observation. C'est en s'étayant du même fait, que l'on a nié l'inflammation de la cornée et cependant, en quoi certaines maladies de cette membrane, telles que les plaies, les ulcères, les abcès, diffèrent-elles de celles qui, dans le reste

(1) Bulletin de la Société anatomique, 28e année, 1853.

de notre économie, sont à juste titre réputées inflammatoires? leurs causes, une bonne partie de leurs symptômes, leur marche et leurs terminaisons ne sont-elles pas les mêmes ? L'injection vasculaire de la cornée, il est vrai, ne se montre point dès leur début et peut même manquer tout à fait, mais, pour peu qu'elles se prolongent, les vaisseaux se manifestent; ce n'est qu'une question de temps. D'ailleurs, pourquoi la présence des vaisseaux serait-elle indispensable dans les tissus enflammés, quand elle n'est pas même nécessaire pour qu'ils existent? Il est des organes, comme les cartilages, qui vivent, quoiqu'on n'y découvre point de vaisseaux. En présence de ce fait exceptionel, répugne-t-il d'admettre que ces organes puissent être sujets comme les autres, à l'inflammation ? Je crois fermement que la cataracte capsulaire secondaire n'est autre chose que le produit d'une capsulite qui, tantôt débute par la cristalloïde elle-même, et tantôt est due à l'extension, jusqu'à elle, de la phlogose d'un autre tissu constituant du globe de l'œil. Cette opinion, comme on le verra plus bas, est corroborée par les heureux effets du traitement antiphlogistique contre cette maladie.

DEUXIÈME PARTIE.

DU TRAITEMENT DE LA CATARACTE CAPSULAIRE SECONDAIRE.

Cette variété de l'opacité capsulaire, à laquelle on n'a opposé que des moyens chirurgicaux, leur résiste souvent, c'est pourquoi on a cherché à la prévenir, en détruisant la capsule, au moment même ou l'on opère la cataracte. Il s'en faut de beaucoup que l'on atteigne toujours le but qu'on se propose. « Si c'est par abais-» sement qu'on opère, disent MM. Denonvilliers et » Gosselin, on ne peut jamais être sûr de ce que l'on » fait, parce qu'il est impossible de voir ce qui se passe » sur la capsule. » Quand des chirurgiens aussi émi-nents s'expriment ainsi, on peut regarder comme dé-montré que les incisions cruciales, circulaires (Velpeau), entre-croisées (Jœger et Sichel), que l'on pratique avec l'aiguille, offrent peu de chances de succès.

L'extraction dans laquelle on attaque la cristalloïde de front, pour ainsi dire et à l'aide d'instruments plus appropriés (pinces diverses, crochets), n'offre pas elle-même plus de garanties. M. Ant. Petit avait reconnu ces difficultés quand, à l'occasion d'une cataracte hy-datiforme, il eut l'idée de porter une curette jusque derrière le cristallin, pour extraire ce corps, en même temps que son enveloppe. (1) J'ai mis deux fois en pratique et avec succès, ce procédé, qui ne laisse pas que d'être séduisant ; mais il est possible que les adhérences de la capsule au corps vitré et aux procès ciliaires ne fussent point, dans les cas heureux que je viens de citer, aussi solides qu'elles le sont à l'état normal. Le mieux, je pense, serait de s'abstenir de ces manœuvres préventives, qui ajoutent aux chances d'in-succès de l'opération, d'ouvrir simplement la capsule et d'attendre l'événement.

(1) Collection d'observations cliniques, page 35.

Il n'en est plus de même quand une cataracte capsulaire consécutive s'est formée. Il faut agir; mais de quelle manière? Ici, nos auteurs conseillent encore de recourir aux opérations et ce sont les mêmes que celles que j'ai mentionnées ci-dessus. Seront-elles plus sûres, bien que la capsule, modifiée dans ses propriétés physiques par l'inflammation, semble devoir donner plus de prise aux instruments? J'en doute d'autant plus que bien des fois j'en ai fait l'épreuve. C'est pourquoi je pense que des moyens plus efficaces, au moins dans un grand nombre de cas, restaient encore à trouver. Ces moyens sont fort simples : partant de l'idée que la cataracte capsulaire secondaire est un produit inflammatoire, j'ai supposé que, comme certaines opacités aiguës de la cornée, elle pourrait bien se dissiper par l'emploi des antiphlogistiques. L'expérience n'a pas tardé à réaliser ce qui, pour moi, n'avait été d'abord qu'une espérance.

Je ne prétends point à l'honneur d'avoir appliqué le premier ce traitement que, par opposition aux procédés chirurgicaux généralement employés aujourd'hui, on peut appeler *médical*. Janin, dans son recueil d'observations, rapporte, en effet, trois exemples de cataractes capsulaires secondaires qu'il guérit par l'usage de remèdes tant internes qu'externes. Ce sont ceux de M. Dugas, du chanoine de Baune et de Mlle Gouton-Fagot (1). De ces faits, qu'il considère comme exceptionnels, il ne tire point, il est vrai, une conclusion applicable au traitement de la cataracte consécu-

(1) Mémoires et observations sur l'œil, pages 249, 250 et 252.

tive en général, mais il donne formellement le conseil d'attendre que le temps et les remèdes dissipent son opacité, avant de procéder à une seconde opération. C'était déjà beaucoup, et de là à établir ce précepte comme la règle générale du traitement il n'y avait qu'un pas à faire, et cependant on ne l'a point fait. Les observations du célèbre ophtalmologiste, sont passées inaperçues, et l'on a continué à réopérer tous les malades atteints de cataractes capsulaires secondaires, comme si l'opération était seule capable de les guérir.

Je ne pense pas que nul chirurgien veuille objecter que dans la pratique habituelle, à l'exemple de Janin, personne ne se presse d'opérer cette cataracte. Je le reconnais, mais ce n'est point dans l'espoir de la voir se dissiper spontanément qu'on agit ainsi; c'est pour éviter le danger qu'il y aurait à reporter, trop tôt, les instruments dans l'œil. D'ailleurs, cette sage temporisation n'a pu avoir d'autre but, puisqu'on ne voit presque jamais en pareil cas, la nature se suffire à elle-même. Autant il est indiqué d'attendre quand il s'agit d'opérer, autant il serait nuisible de le faire quand on se propose d'appliquer le traitement médical, car celui-ci a d'autant plus de chances de réussite qu'on le met plus tôt en pratique. L'homme de l'art doit donc être toujours sur ses gardes, après une opération de cataracte, afin que si une opacité consécutive venait à se manifester, il la reconnaisse et la combatte immédiatement, par un traitement antiphlogistique très actif : saignées générales et locales, révulsifs intestinaux et cutanés, emploi des frictions mercurielles, périorbitaires et de la belladone, tels sont les moyens principaux auxquels j'ai dû de rétablir la vue onze fois, sur quatorze malades que j'ai soumis à ce traitement, ainsi que le prouvent les observations qui font suite à ce travail. Ces mêmes observations montrent aussi que le traitement médical, quand il doit réussir, agit rapidement. En effet, il résulte du relevé que j'ai fait de ces onze cas de guérison, que la durée moyenne de la cure a été de moins de onze jours pour chaque malade. J'ajoute en finissant, que le succès est habituel quand la cataracte secondaire est simple et que si les remèdes échouent, c'est qu'alors la capsulite est presque toujours compliquée d'autres phlegmasies intraoculaires, plus ou moins graves. Dans ces circonstances malheureuses, une seule ressource reste au malade, c'est une opération de chirurgie.

Quelles seront maintenant les conclusions de la communication que je viens d'avoir l'honneur de faire à l'Académie impériale de médecine? les voici, ce me semble, sous la forme des propositions qui suivent :

1º La cataracte capsulaire primitive existe, incontestablement, mais elle est très rare. Il importait de fixer, à cet égard, l'opinion des chirurgiens, attendu que l'opacité de la cristalloïde influe beaucoup sur le choix de la méthode opératoire et sur le succès qu'on en peut attendre ;

2º Dans l'état actuel de la pratique, une opération de chirurgie était réputée indispensable pour guérir la cataracte capsulaire. J'ai prouvé, par un certain nombre de faits (1), que cette maladie peut guérir par des

______

(1) Voir les observations rapportées plus bas,

remèdes simples et surtout par les antiphlogistiques.

3º Ce traitement, dit médical, est applicable, particulièrement, aux cataractes secondaires récentes. Mais, comme l'opérateur assiste d'ordinaire à leur début, il suit que l'indication de l'employer sera très commune.

4º Il se recommande, tout à la fois par son innocuité et son efficacité et fait, sous ce double rapport, un contraste frappant avec l'opération dont personne ne peut nier l'incertitude et les dangers.

5º Les chirurgiens devront donc employer le traitement médical dans la grande majorité des cas, et ne recourir au traitement chirurgical que quand le premier a échoué ou qu'il est manifestement contre-indiqué.

OBSERVATION PREMIÈRE.

Cataracte capsulaire consécutive à l'opération par extraction. — Traitement médical. — Guérison en dix jours.

Le 27 septembre 1852, Mme Quris, d'Angers, âgée de 66 ans, de tempérament sec et sanguin, fut opérée de la cataracte sur l'œil droit, par la kératotomie inférieure. Immédiatement après la sortie du cristallin, la pupille était noire et cette dame reconnut aussitôt une personne qui s'était placée devant elle. Tout s'étant bien passé, je me flattais d'un succès, quand peut-être par l'effet d'un orage qui se déclara dans la nuit qui suivit l'opération, ou par suite de l'imprudence de la malade qui releva plusieurs fois son bandeau pour s'assurer de nouveau qu'elle y voyait bien, il survint une inflammation qui sévit, tout à la fois, sur les parties externes et internes du globe de l'œil. Le 9e jour, la pupille, de couleur gris-blanc, était assez opaque pour que Mme Quris ne pût distinguer aucun des objets qui lui furent présentés. Quoique la malade eût été saignée deux fois déjà, avant d'être opérée, je la fis saigner une troisième fois et je prescrivis, les jours suivants, deux applications de sangsues à la tempe et au-dessous de l'apophyse zygomatique; un purgatif et des frictions mercurielles belladonées autour de l'orbite. Ce traitement énergique eut un effet si prompt, que dix jours après la vue du côté opéré était complétement rétablie.

J'ai placé cette observation en tête de celles que j'ai recueillies sur le même sujet, d'abord parce qu'elle nous montre la cataracte capsulaire secondaire dans son état le plus simple. En effet, à l'extérieur, l'inflammation était limitée à la conjonctive oculaire, à l'intérieur elle n'avait atteint que la capsule du cristallin. Elle est aussi un exemple remarquable de la puissance du traitement médical, puisque dix jours ont suffi pour rétablir la vue, à partir du moment où s'est déclarée l'opacité de la capsule. L'observation suivante, outre qu'elle est un cas de capsulite compliqué d'iritis, ce qu'on voit assez fréquemment, offre ceci de particulier que la cataracte capsulaire s'est manifestée tardivement, c'est-à-dire à une époque de la cure où l'on pouvait croire que la malade était à l'abri d'un pareil accident.

OBSERVATION DEUXIÈME.

Cataracte capsulaire consécutive à l'extraction. — Iritis. — Traitement médical. — Guérison en douze jours.

La sœur Séraphin, de la communauté de St-Charles d'Angers, âgée de 55 ans et de tempérament sanguin, fut opérée d'une cataracte sur l'œil droit, par la kératotomie supérieure le 18 avril 1858, après y avoir été préparée par deux saignées et un purgatif. Il me fallut un certain effort pour inciser la cornée, qui me sembla plus épaisse et plus dure qu'à l'ordinaire. Du reste, après l'extraction du cristallin la pupille apparut noire et complétement débarrassée de toute espèce d'opacité. Des compresses réfrigérantes furent appliquées immédiatement sur l'œil, et je prescrivis un régime assez sévère.

Rien de notable ne se passa durant les six premiers jours, mais le 7e des douleurs comme névralgiques se manifestèrent dans l'œil et dans le côté correspondant de la tête. Saignée du bras de 400 grammes, application de deux emplâtres d'extrait d'opium autour de l'orbite. Cet incident n'eut point de suite.

Le 12e jour, la sœur Séraphin se trouvait très-bien, et distingua facilement tous les objets qu'on lui présenta.

Le 16e jour, elle était si satisfaite de son état, qu'elle demanda à s'en retourner à la maison-mère de son ordre, à l'extrémité de la ville; je ne m'y opposai point.

Je n'avais plus entendu parler de cette religieuse depuis dix jours, lorsque le 15 mai (26e jour depuis l'opération), je fus rappelé auprès d'elle. Depuis quelques jours, de vives douleurs s'étaient déclarées dans la région oculaire. Les paupières étaient légèrement tuméfiées, la conjonctive injectée, l'iris avait revêtu une couleur verdâtre, très-différente de la teinte de l'iris de l'autre œil, et la pupille, privée de ses mouvements, était masquée par une opacité blanchâtre. Cette cataracte secondaire compliquée d'une phlogose irienne fut combattue d'abord par une nouvelle saignée et des frictions mercurielles belladonées autour de l'orbite; ce qui n'empêcha pas le mal de faire des progrès. En effet, le 17, la sœur Séraphin n'y voyait plus du tout de l'œil droit.

Du 17 au 24 mai, vingt-six sangsues, en trois fois, furent appliquées à la tempe et devant l'oreille, et la malade prit un purgatif.

Le 25, la pupille commença de s'éclaircir. A partir de ce moment, notre opérée alla de mieux en mieux et si bien que le 28, 12e jour depuis l'apparition de la cataracte capsulaire secondaire, celle-ci s'était entièrement dissipée.

Pour éviter des répétitions fastidieuses, je vais rapporter, aussi succinctement que possible, les observations qui vont suivre.

OBSERVATION TROISIÈME.

Cataracte capsulaire secondaire consécutive à l'opération par extraction. — Guérison en 10 jours par le traitement antiphlogistique et révulsif.

M. Deschères, ancien banquier à Angers, 57 ans, constitution pléthorique, fut opéré d'une cataracte cristalline sur l'œil droit, le 20 juillet 1853. C'était par la kératotomie inférieure. A peine le cristallin était-il sorti de l'œil que l'opéré fut pris d'une défaillance qui obligea de le coucher sur le parquet. Je pus alors examiner la pupille, que je trouvai très-nette. M. Deschères fut ensuite mis au lit et pansé avec un bandeau et des compresses mouillées d'eau froide. Pendant onze jours il ne se passa rien qui pût faire soupçonner quelque accident; aussi ne jugeai-je pas utile d'ouvrir les paupières. Le 12e, une inflammation se déclare et bientôt une cataracte capsulaire se forme. L'iris est lui-même légèrement entrepris. J'oppose à cette phlogose le traitement déjà mentionné, et dix jours après la vue est rendue au malade pour la seconde fois.

OBSERVATION QUATRIÈME.

Cataracte capsulaire secondaire survenue le 11e jour après l'opération par extraction. — Guérison en neuf jours.

Le 8 juin 1858, la sœur Saint-Bernard, 32 ans, fut opérée de cataractes sur les deux yeux, par la kératotomie inférieure. L'œil gauche perdit une quantité notable d'humeur vitrée, et du même côté survint une inflammation qui fut suivie, le 11e jour, d'une opacité de la capsule. Cette religieuse fut soumise immédiatement au traitement déjà mentionné et fut assez heureuse pour recouvrer la vue dans l'espace de neuf jours.

OBSERVATION CINQUIÈME.

Cataracte capsulaire. — Guérison après neuf jours du traitement médical.

Un homme d'une constitution pléthorique, le nommé Boutin, 68 ans, que j'avais opéré de l'œil gauche par extraction, le 22 mai 1857, fut pris, six jours après, d'une inflammation assez légère, qui néanmoins détermina le 8e jour le développement d'une cataracte capsulaire secondaire. Je le traitai activement par les antiphlogistiques et les révulsifs et j'eus la satisfaction de lui voir recouvrer la vue, au bout de neuf jours de traitement.

OBSERVATION SIXIÈME.

Cataracte capsulaire secondaire guérie en douze jours.

J'ai obtenu le même succès sur Mlle Martin, de Saumur, que j'avais opérée par extraction d'une cataracte, le 16 septembre 1856. Une cataracte capsulaire secondaire s'étant formée le 11e jour après l'opération, je soumis cette malade au traitement indiqué, et en douze jours j'obtins une guérison complète.

OBSERVATION SEPTIÈME.

Cataracte capsulaire partielle guérie en un jour. — (Recueillie par M. Legludic, interne à l'Hôtel-Dieu d'Angers et aide de clinique).

Le 25 juillet 1860, le nommé Marchand, cultivateur, âgé de 63 ans, couché au n° 93 de la salle Henri II, fut opéré d'une cataracte sur l'œil droit.

Le 1er août, c'est-à-dire le 7e jour après l'opération, et sans qu'il se fût manifesté jusque-là autre chose qu'un léger œdème des paupières, on s'aperçut d'une légère opacité de la capsule, qui masquait environ la moitié externe du champ de la pupille. Cet homme ayant été saigné avant d'être opéré, on fit seulement à la tempe, une application de dix sangsues. Vingt-quatre heures après, cette cataracte capsulaire incomplète était dissipée.

OBSERVATION HUITIÈME.

Cataracte capsulaire secondaire guérie en cinq jours. — (Recueillie par M. Legludic, aide de clinique).

Au n° 3 de la clinique était couchée Désirée Ménard, âgée de 18 ans, née d'un père cataracté, ayant été opérée elle-même d'une cataracte sur l'œil gauche par M. Mirault, professeur.

Le 16 mai 1860, on l'opéra de l'œil droit, par extraction. Soit que la cornée fût naturellement dure, soit que l'instrument ne coupât pas parfaitement, l'incision fut faite peu régulièrement. Les bords étaient assez éloignés du limbe, de sorte qu'ils se trouvèrent exposés au frottement du bord de la paupière inférieure. Il n'en fallut pas davantage pour irriter la plaie et produire une inflammation qui s'étendit jusqu'à la capsule du cristallin. Trois jours après l'opération, nous reconnûmes qu'une cataracte capsulaire s'était formée. Le traitement indiqué fut appliqué immédiatement, et cinq jours s'étaient à peine écoulés que la pupille était redevenue noire et que la malade avait recouvré la vue.

OBSERVATIONS NEUVIÈME ET DIXIÈME.

Opération de la cataracte sur les deux yeux par extraction. — Deux
cataractes secondaires se manifestent le onzième jour, guérison
des deux côtés.

Le nommé Moreau, de Saint-Mathurin-sur-Loire,
fut opéré sur les deux yeux, le 22 novembre 1856.
Quoique cet homme, dans la force de l'âge, eût été
saigné deux fois et purgé avant l'opération et qu'il eût
à peine souffert les premiers temps qui la suivirent,
il n'en fut pas moins atteint de deux cataractes capsulaires secondaires le 11e jour. Au bout d'une semaine d'un traitement antiphlogistique et révulsif, la
transparence des deux capsules s'était à peu près
complétement rétablie ainsi que la vue. Cependant,
comme il restait encore de l'inflammation dans les
deux yeux au moment où ce malade se disposait à
s'en retourner dans son pays, je crus devoir par pré-
caution lui appliquer un séton à la nuque.

OBSERVATION ONZIÈME.

Cataracte capsulaire consécutive à l'opération par extraction.—Iritis.
— Traitement médical très-actif.— Succès au bout de vingt-deux
jours.

Un entrepreneur de bâtiments, à Angers, le nommé
Jacques Lelièvre, âgé de 69 ans, fut opéré d'une cataracte sur l'œil gauche. Le cristallin volumineux et
ramolli à sa surface, eut quelque peine à franchir la
pupille et laissa dans cette ouverture quelques flocons
qui m'obligèrent à porter deux fois la curette pour
l'en débarrasser.

Dès le lendemain la pupille était trouble et comme voilée.

Le 4e jour la capsule cristalline était entièrement opaque. En même temps je vis que la couleur de l'iris était fort altérée et que la pupille était rétrécie et irrégulière. Je ne pus m'assurer si elle conservait ses mouvements. Le malade distinguait à peine le jour.

Le traitement habituel quoique employé avec une grande vigueur, n'obtint pendant une semaine aucune amélioration, et ce ne fut que le 12e jour que je vis l'inflammation décliner.

Le 15e la vue commença de se rétablir par suite d'une diminution notable de l'opacité de la cristalloïde.

Le 22e Lelièvre reconnut quelques objets qu'on lui présenta. Cependant la capsule avait encore une teinte nébuleuse très-légère. Pendant très longtemps cet état persista, mais il ne nuisait pas beaucoup à la vue, puisqu'à l'aide de l'œil opéré cet homme pouvait non-seulement se conduire mais se livrer à quelques unes dés occupations de sa profession.

Seize mois après, le 14 janvier 1861, désireux de savoir ce qu'il était advenu, j'allai trouver Lelièvre et je constatai que la capsule était bien transparente dans le quart de son étendue, que dans le reste elle conservait encore une teinte opaline. A cette époque cet homme pouvait avec ses lunettes grossissantes, distinguer de petits objets et reconnaître très-bien l'heure sur le cadran d'une pendule.

Jusqu'ici je n'ai eu à enregistrer que des cas heureux. Les observations qui suivent font voir que le traitement médical ne jouit pas du privilége de l'infaillibilité.

OBSERVATION DOUZIÈME.

Cataracte capsulaire compliquée d'iritis. — Traitement médical.
— Insuccès. — (Recueillie par M. Legludic).

Le 11 mai 1860, Marie Chouteau, âgée de 43 ans, couchée au n° 1er de la clinique chirurgicale de l'Hôtel-Dieu d'Angers, fut opérée par extraction d'une cataracte sur l'œil gauche. Immédiatement après, la malade fut prise de syncope. Quelques infractions au régime des opérés que commit cette fille durant les premiers jours qui suivirent son opération, ne parurent point d'abord avoir exercé sur l'œil une influence fâcheuse. Mais le 8e jour il se manifesta une inflammation tant externe qu'interne qui détermina la formation d'une cataracte capsulaire secondaire. L'ophtalmie fut combattue avec vigueur par les moyens ordinaires, mais ce fut vainement, l'opacité de la capsule persista et la vue, conséquemment, ne se rétablit point.

OBSERVATION TREIZIÈME.

Cataracte capsulaire consécutive à l'extraction du cristallin. —
Traitement médical. — Insuccès.

Le nommé Legueret, 70 ans, de Sœurdres (Maine-et-Loire), que j'avais opéré d'une cataracte sur l'œil droit, fut pris d'une inflammation qui sévit principalement sur l'iris et la capsule du cristallin et détermina l'opacité de cette dernière membrane. Le traitement antiphlogistique, quoique appliqué avec énergie, n'eut aucun effet et le malade ne recouvra point la vue de ce côté.

OBSERVATION QUATORZIÈME.

Cataracte capsulaire secondaire consécutive à l'opération par la méthode de déplacement. — Traitement médical. — Insuccès. — (Recueillie par M. Legludic).

Renée Coiffard, 59 ans, couchée au n° 7 de la clinique, fut opérée le 11 mai 1860 par abaissement d'une cataracte sur l'œil gauche. Il resta dans la pupille quelque flocons blancs comme l'avait annoncé M. Mirault, qui avait diagnostiqué une cataracte corticale. Néanmoins la malade distingua parfaitement différents objets. Pendant les premiers jours qui suivirent l'opération, les nébulosités qui obscurcissaient la pupille se résorbèrent graduellement. L'attention avait cessé d'être attirée sur Renée Coiffard, que l'on considérait comme étant en voie de guérison, quand le 20 mai, neuf jours après l'opération, on reconnut avec surprise qu'il existait une cataracte secondaire. M. Mirault crut d'abord, vu l'intensité et l'aspect de cette opacité, que le cristallin était remonté, mais les jours suivants il reconnut qu'une sécrétion abondante de matière plastique s'était faite dans la cavité de la cristalloïde, et qu'il s'agissait bien d'une cataracte capsulaire. Cette cataracte, quoique traitée activement, persistait quand Renée Coiffard sortit de l'hôpital, le 1er juin, 19 jours après l'opération. Au mois d'avril 1861, M. Mirault a eu l'occasion de revoir cette malade, l'œil était complétement perdu.

Marie Coiffard est la seule qui ait été opérée par abaissement. Tous les autres malades l'ont été par extraction. Je me borne à cette remarque, car je n'ai pas à m'occuper ici de savoir quelle est celle des deux méthodes d'opérer qui expose le plus à la formation d'une cataracte secondaire.

Tels sont les faits qui servent de base à la deuxième partie du travail que j'ai l'honneur de soumettre à l'Académie. Puissent les conclusions que j'en ai tirées, être conformes à son propre jugement.

Angers, Imp. Cosnier et Lachèse.